DES RÉSECTIONS

DE

GRANDES ARTICULATIONS DES MEMBRES

DES RÉSECTIONS

DES

GRANDES ARTICULATIONS

DES MEMBRES

PAR

L. OLLIER,

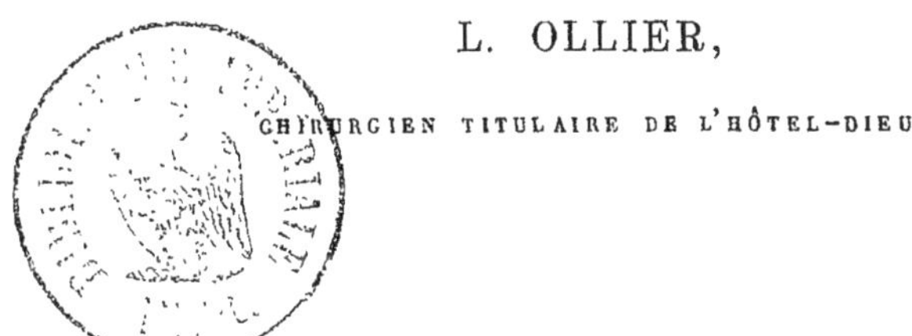

CHIRURGIEN TITULAIRE DE L'HÔTEL-DIEU.

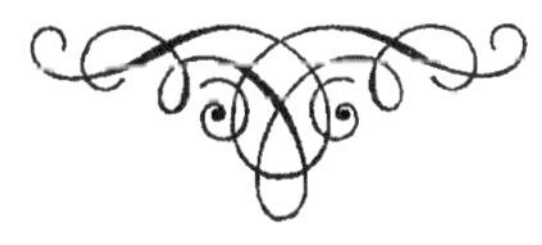

LYON

IMPRIMERIE D'AIMÉ VINGTRINIER

Rue de la Belle-Cordière, 14.

1869

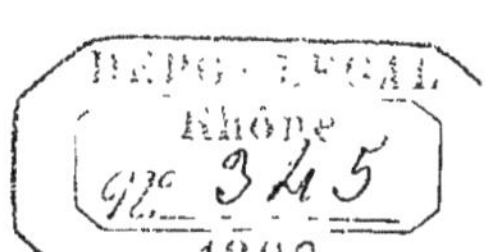

DES RÉSECTIONS

DES

GRANDES ARTICULATIONS

DES MEMBRES

(Lu par l'auteur en séance publique à son entrée en fonction comme Chirurgien Titulaire de l'Hôtel-Dieu.)

Vers la fin du siècle dernier, vivait dans une petite ville de Lorraine, à Bar-sur-Ornain, un modeste chirurgien dont les hardies conceptions devaient un jour réformer une des plus importantes parties de notre art. Loin des centres d'activité scientifique, perdu dans un milieu généralement plus propre à éteindre l'esprit novateur qu'à le développer, seul, pour ainsi dire, au milieu des malades qui venaient réclamer ses soins, Moreau père avait conçu la grande idée de remplacer, dans les cas de carie articulaire, l'amputation des membres par la simple ablation des parties altérées. Il ne voulut pas seulement appliquer cette opération conservatrice à des cas exceptionnels, mais il la proposa pour la généralité des caries articulaires, et pour toutes les grandes articulations. C'est cette généralisation qui fit son mérite et, je puis dire, son originalité. Avant lui on avait bien fait quelques résections articulaires (1); on avait même, deux fois avec succès (2), réséqué l'articulation du genou; mais ces faits isolés restaient sans écho, et n'étaient signalés partout que comme des hardiesses

(1) Le plus souvent pour des cas de luxation ou de fracture compliquées. Vigaroux et Withe avaient cependant réséqué l'extrémité supérieure de l'humérus pour des lésions chroniques.

(2) Park et Filkin. Le premier fit son opération en 1782; le second en 1762, mais ne la publia que plus tard.

qu'on pouvait admirer, mais qu'il n'était pas prudent d'imiter.

Moreau, dans son isolement, n'avait pas eu connaissance, à ce qu'il paraît du moins, des quelques tentatives qui avaient été faites dans ce sens ; et lorsqu'il s'adressa à l'Académie de chirurgie, en 1786, il exposa ses idées comme le résultat de ses conceptions personnelles. Le côté original de ses propositions fut peu goûté par l'Académie ; on lui fit des réponses peu favorables, quand on daigna lui en faire. Nous ne savons pas au juste ce qu'on lui répondit ; les documents que nous possédons sont muets sur ce point ; mais d'après ce qu'ont écrit à ce sujet Moreau père et plus tard Moreau fils, il est à croire que ces documents ne seraient pas classés parmi les titres de gloire de cette illustre compagnie. Ce fut surtout le mémoire de 1789 qui souleva une opposition formelle et systématique. Moreau fils en parle avec une certaine amertume : « Ce travail, disait-il quelques années plus tard, essuya les plus « vives contradictions ; quoique appuyé sur beaucoup de faits « qu'on trouva plus commode de nier que de discuter ; et au lieu « de s'assurer de leur réalité, on répondit de manière à écarter « tous renseignements ultérieurs, ce qui toutefois ne put dé- « goûter mon père, ni l'arrêter dans une carrière où il semblait « qu'aucun compatriote n'osait le suivre (1). »

L'Académie de chirurgie semblait oublier alors ce qui avait fait sa gloire. Au lieu de se rajeunir dans cet esprit progressif qu'elle avait si souvent montré, elle s'enfermait déjà dans le dogmatisme étroit qui marque toujours le déclin des écoles scientifiques.

Si je rappelle cette opposition de l'Académie, c'est uniquement pour mettre en relief le nom de Moreau et les services qu'il a rendus à notre art ; ce n'est pas pour ajouter un argument à cette accusation banale qu'on dirige encore contre les corps savants. Un pareil sentiment serait de l'ingratitude de ma part, car je ne puis ou-

(1) Moreau fils. *Observations pratiques relatives à la résection des articulations affectées de carie.* — Thèse inaugurale. Paris, an XI.

blier que si, quatre-vingts ans plus tard, on a voulu marcher plus avant dans la voie que Moreau avait ouverte, ce n'est pas dans les grandes compagnies savantes, mais en dehors des Académies qu'on a rencontré le plus d'opposition.

Les événements préparaient à la cause des résections une prochaine revanche : Bar-sur-Ornain se trouvait sur le passage des armées qui se rendaient sur le Rhin. Percy, Chamerlat et d'autres chirurgiens militaires, y visitèrent Moreau, furent témoins de ses succès, le quittèrent convertis à ses idées, et transportèrent dans la chirurgie militaire, c'est-à-dire dans les affections traumatiques, une opération que le chirurgien de Bar-le-Duc avait surtout mise en pratique pour les lésions chroniques et spontanées des articulations.

A partir de ce moment, la cause des résections fut sinon gagnée, du moins entendue. Percy et Larrey appliquèrent aux articulations de l'épaule et du coude les idées de Moreau, et s'en déclarèrent partisans, sans entraîner toutefois la majorité des chirurgiens militaires, qui continuèrent à amputer comme par le passé.

Dans la pratique civile, on faisait bien de loin en loin quelques résections, soit en France, soit à l'étranger ; mais malgré l'exemple de Dupuytren, de Delpech, de Janson et de Roux, on peut dire que les résections n'entrèrent pas dans la pratique usuelle des chirurgiens d'hôpitaux.

Moreau, cependant, avait laissé des partisans et des élèves, au nombre desquels on doit compter Moreau fils, Champion et quelques autres chirurgiens lorrains. La tradition s'était continuée parmi eux ; et, dans un petit coin de la province, on était alors, au point de vue de la chirurgie conservatrice, plus avancé que dans les Facultés ou les grands hôpitaux.

D'où venait cette opposition ou du moins cette indifférence des chirurgiens en présence d'une question d'un si haut intérêt ? Il n'est peut-être pas bien difficile de s'en rendre compte, si l'on réfléchit aux conditions dans lesquelles se pratiquaient alors les opérations.

L'anesthésie chirurgicale n'avait pas encore été inventée, et la question de temps était plus importante qu'aujourd'hui pour le choix d'une opération. Le malade souffrait ; il fallait aller vite ; la rapidité dans le maniement du bistouri était la qualité du chirurgien la plus admirée. Une amputation était d'ailleurs une opération brillante et rapide, bien réglée dans tous ses temps, et à la portée de tous les chirurgiens. Une résection occasionnait plus de souffrances au malade, demandait plus de temps, offrait plus d'imprévu, exigeait plus de méthode et de sangfroid, et présentait des difficultés plus réelles. Ce dernier obstacle n'eût pu arrêter cependant les opérateurs éminents qui illustraient la chirurgie de cette époque. Il y avait des raisons plus graves, et, entre autres, l'imperfection des résultats obtenus dans les premières tentatives. Avec des indications encore incertaines, avec un manuel opératoire primitif, pour ne pas dire grossier, on devait avoir de nombreux insuccès, non-seulement au point de vue de l'utilité du membre conservé, mais encore au point de vue de la vie des malades.

Il est vrai que l'esprit de recherche se tournait d'un autre côté. En présence de la gravité des amputations, on s'attachait à en prévenir la nécessité par le perfectionnement de la thérapeutique des maladies articulaires. C'a été le rôle fécond des travaux de Bonnet ; je me plais à le constater ici, au moment où je prône une opération que cet illustre chirurgien repoussait, et dont il ne parlait à ses élèves que pour les en éloigner.

Les résections tombaient donc en désuétude, magré quelques brillantes exceptions (1), quand les chirurgiens anglais leur

(1) Au nombre desquelles je dois citer Baudens, MM. Sédillot, Nélaton et Maisonneuve, etc.

donnèrent, il y a vingt ans, une nouvelle impulsion (1), et les appliquèrent, avec excès peut-être, non-seulement aux articulations du membre supérieur, mais à celles du membre inférieur.

Les nombreux succès qu'ils obtinrent, et dont la jeunesse des opérés nous donne le secret, leur firent dépasser le but. En appliquant la résection à des cas que nous traitons et que nous guérissons en France par des moyens plus doux, ils ne firent qu'une chirurgie relativement conservatrice. Ils pouvaient se dire conservateurs en présence des chirurgiens qui amputaient; ils ne l'étaient pas en réalité quand on les comparait aux chirurgiens qui avaient trouvé des moyens de guérir sans opération sanglante. Quoi qu'il en soit, ils rendirent alors un véritable service et remirent la chirurgie conservatrice dans la voie féconde que Moreau et ses élèves avaient depuis longtemps tracée.

Mais en reprenant les traditions des chirurgiens lorrains, les opérateurs anglais et allemands n'avaient pas apporté une idée nouvelle. C'étaient presque les mêmes procédés ; il n'y avait de différence que dans l'incision de la peau ou les temps secondaires de l'opération. On n'avait pas de résultats meilleurs que du temps de Moreau au point de vue du fonctionnement des parties conservées. On n'amputait pas, il est vrai; mais on n'avait encore, toutes les fois que la partie retranchée dépassait certaines limites, que des membres imparfaits, peu utiles, quelquefois même gênants.

Une idée surgissait cependant qui devait faire apporter bientôt des modifications capitales au manuel opératoire, et obtenir, au point de vue de la reconstitution des membres, des résultats que les premières tentatives n'avaient pas permis d'espérer. Les recherches expérimentales de Flourens et de Heine venaient de rap-

(1) Syme, Fergusson, Butcher, Erichsen, etc., et parmi les Allemands, Esmarch. Langenbeck, etc.

peler l'attention sur les propriétés ostéogéniques du périoste. Elles prouvaient la possibilité de faire régénérer, chez les animaux, le tissu osseux par la conservation de sa membrane enveloppante.

Peu de temps après, un chirurgien italien, plein d'originalité et d'audace, M. Larghi, de Verceil, apportait la démonstration clinique de ce fait important. Il annonça que des portions d'os considérables, telles que la plus grande partie de la diaphyse du tibia, enlevées chez les jeunes sujets par une opération sous-périostée, peuvent être reproduites par le périoste conservé.

Mais ces faits paraissaient alors trop extraordinaires pour être acceptés sans conteste. Les déductions expérimentales elles-mêmes étaient suspectes ; on ne leur refusait pas un certain intérêt physiologique ; mais, quant à une valeur pratique, il n'était pas un chirurgien qui leur en accordât (1).

Il fallait donc reprendre la question sur de nouvelles bases, et apporter des preuves plus démonstratives et plus concluantes. Je me dispenserai de vous parler ici de la période expérimentale de mes recherches, bien que ce soient surtout les expériences sur les animaux qui m'aient fourni le principe des méthodes que j'ai proposées et suivies depuis lors. Je ne dois m'occuper aujourd'hui que des applications cliniques. C'est par l'exposé de mes résultats sur l'homme que je démontrerais, s'il en était besoin, la légitimité de mes inductions.

En 1858, dès mes premières recherches sur les propriétés du périoste et la régénération des os, je posai les principes d'une

(1) Moi-même alors j'étais loin d'être dans les idées que je soutiens aujourd'hui. Peu convaincu par les faits que j'avais pu recueillir, influencé d'ailleurs par les doctrines qui régnaient dans l'enseignement classique, je m'étais engagé dans la question des résections avec des préjugés que l'expérimentation devait bientôt dissiper, mais qui me laissèrent cependant un moment indécis sur la direction que je devais donner à mes recherches.

nouvelle méthode applicable aux résections articulaires. En analysant sur les animaux le processus de guérison des plaies produites par les résections ; en étudiant le mode de réparation des portions osseuses enlevées, je trouvai dans la conservation intégrale de la gaîne périostéo-capsulaire le moyen de faire reconstituer les articulations, même les plus complexes, sur leur type physiologique.

Par des expériences comparatives je montrai pourquoi, dans les résections par la méthode ancienne, le rétablissement des articulations était toujours incertain et le plus souvent impossible ; j'indiquai en même temps le moyen d'obtenir régulièrement, dans certaines conditions données, ce qu'on n'avait observé jusqu'ici qu'accidentellement et comme par hasard. Je recommandai de n'enlever que les portions osseuses de l'articulation, et de respecter toutes les parties molles qui l'entourent, les tissus fibreux qui la limitent, les muscles qui la fortifient et la font mouvoir. Je posai en principe la nécessité d'écarter les tendons et les ligaments au lieu de les couper, de les détacher au lieu de les enlever avec l'os.

J'annonçai alors qu'une résection pratiquée d'après cette nouvelle méthode donnerait une articulation mobile, de même type que l'articulation enlevée, que la régénération des extrémités osseuses eût lieu ou fît défaut ; et, à cet égard, je déterminai simultanément par la voie expérimentale les conditions nécessaires pour que la régénération eût lieu. Je fis pressentir ensuite l'innocuité plus grande de ces opérations, puisqu'on ne pouvait ouvrir aucun vaisseau, ni léser aucun nerf important, et qu'on circonscrivait le traumatisme dans une gaîne fibreuse qui servirait de barrière à l'inflammation diffuse.

Le premier sentiment des chirurgiens devant de pareilles propositions fut l'incrédulité. On était tellement habitué à considérer le périoste et les ligaments comme inséparables de l'os, qu'on ne pouvait croire à la possibilité de l'opération que je préconisais. Les résections sont déjà si difficiles, disait-on, que c'est les rendre impossibles que de vouloir les compliquer d'un temps nouveau, délicat et laborieux.

Je m'occupai peu de cette objection qui était en retard de vingt ans. Ceux qui raisonnaient ainsi semblaient oublier que l'anesthésie avait complètement changé les conditions opératoires des résections. Ils avaient cependant un moyen bien simple de s'éclairer : c'était de descendre à l'amphithéâtre, de prendre une rugine, de faire une résection d'après la méthode que j'indiquais, d'en faire une autre d'après le meilleur procédé des méthodes anciennes, et puis de comparer. Je ne crois pas que l'adversaire le plus obstiné puisse résister à l'évidence d'une pareille démonstration.

A l'époque où je faisais ces propositions, il ne m'était pas possible de les mettre en pratique sur l'homme. Je dus donc attendre quelque temps avant d'apporter la démonstration clinique des faits que j'avançais. Ce fut bientôt après cependant que je fus chargé d'un service actif à l'Hôtel-Dieu. Mais ici je dois faire un aveu. Je restai près de deux ans à la tête d'un service de 120 malades, en présence d'un grand nombre d'affections osseuses, sans faire une seule résection des grandes articulations. Je me reproche parfois cette abstention ; j'ai la persuasion que j'aurais pu conserver plus d'un membre ou rétablir plus d'une articulation perdue par l'ankylose, en opérant comme je le fais à présent. Mais j'espère qu'on me pardonnera cette réserve ; elle paraîtra peut-être une inconséquence ; elle était cependant le fruit d'une détermination mûrement réfléchie.

Pénétré de toute la responsabilité qui pesait sur moi, je pensais que si je devais pécher par quelque excès, c'était par celui de la prudence. Avant d'entreprendre des opérations nouvelles sur l'homme, je voulais apprécier par moi-même les résultats que l'on pouvait obtenir par les pratiques ordinaires. Me guidant d'après les idées classiques sur les indications des amputations, et, d'autre part, plein de confiance dans les ressources de la thérapeutique non sanglante des maladies articulaires, dont Bonnet venait de démontrer toute l'efficacité dans le milieu même où j'étais appelé à pratiquer, je n'ai résolûment abordé les résections des extrémités osseuses que du moment où j'ai pu me convaincre de l'insuffisance des autres moyens, pour arrêter certaines de leurs altérations.

Aujourd'hui, ce n'est plus d'après des vues théoriques que je parle; c'est avec des faits cliniques nombreux que j'interviens. Je ne propose pas seulement aux chirurgiens des opérations inspirées par l'expérimentation; je leur montre des opérés dont ils peuvent voir et toucher les articulations nouvelles, et, pour compléter ma démonstration, je mets en présence toute une collection de pièces anatomiques attestant la gravité des lésions pour lesquelles je suis intervenu.

Toutes les articulations ne sont pas également propices pour la pratique des résections. Il y a, à cet égard, une différence importante à noter entre les membres supérieurs et les membres inférieurs. Aux premiers il faut des articulations mobiles; les seconds exigent avant tout une solidité qui leur permette de supporter le poids du corps dans la marche et la station. L'opération est, en outre, plus dangereuse lorsqu'elle est pratiquée sur les membres inférieurs, soit à cause de la largeur des os intéressés, soit à cause de la durée du traitement consécutif. Cette infériorité éclate surtout dans les conditions qui sont propres à la chirurgie d'hôpital.

La difficulté de transporter les malades qui ont subi une résection de la hanche ou du genou; la nécessité de les faire séjourner sans mouvement, dans un air plus ou moins vicié, dans un milieu souvent envahi par l'érysipèle ou la pyohémie, les exposent à des complications redoutables tant que leur plaie n'est pas cicatrisée. Ce sont là, sans doute, des arguments sérieux contre l'adoption de certaines résections dans la pratique hospitalière. Mais il n'est pas impossible de surmonter ces obstacles, dans certains cas du moins : le perfectionnement des pansements et des moyens de contention, l'usage des appareils inamovibles, tantôt des appareils plâtrés, tantôt des appareils amidonnés ou silicatés, permettent de transporter les blessés, de les faire changer d'air, et de profiter, dans notre cas particulier, de tous les avantages mis à notre disposition par la création heureuse et féconde de l'Asile des Convalescents. L'étude des faits cliniques nous montrera mieux, du reste, que ces considérations générales le rôle que sont appelées à jouer les diverses résections dans notre chirurgie.

Avant de m'engager dans cette étude, je dois faire observer que je ne m'occuperai que des résections véritables, c'est-à-dire des opérations dans lesquelles des os vivants, mais malades ou fracturés, ont été méthodiquement enlevés par une dissection régulière. Je laisse de côté les simples extractions de séquestres ou d'esquilles, quelque laborieuses qu'elles puissent être dans certains cas; à plus forte raison dois-je négliger ces ablations de parties mortes ou brisées en éclats, qui peuvent se faire au lit du malade et qui ne sont que des éléments d'un pansement plus ou moins compliqué. Il n'y a donc pas d'erreur possible sous ce rapport, et il importe de ne laisser subsister aucune équivoque. J'ai établi depuis longtemps cette distinction, mais elle a été souvent oubliée, et l'on a fait intervenir, soit en faveur des résections sous-périostées, soit contre cette méthode, des faits qui ne se rapportaient pas à la question.

A. La résection sous-périostée de l'épaule ou plutôt de l'extrémité supérieure de l'humérus m'a fourni les démonstrations les plus concluantes en faveur de la thèse que je soutiens. J'ai pratiqué quatre fois cette opération, et quatre fois j'ai eu la satisfaction de réussir.

Deux fois j'ai enlevé non seulemement la tête humérale, mais encore une longueur considérable de la diaphyse : 7 centimètres dans un cas; 12 centimètres, c'est-à-dire la moitié de l'humérus dans l'autre. Ce dernier fait est le plus remarquable de ceux que je puis invoquer; il est, du reste, unique dans la science. Les observations qu'on peut lui comparer sous le rapport de la longueur d'os enlevé, en diffèrent ou par la nature de l'affection ou par le résultat obtenu.

Il s'agissait d'une jeune fille de 15 ans, atteinte, depuis l'âge de 7 ans, d'une arthrite de l'épaule qui condamnait le membre à l'inaction, et devenait fréquemment l'occasion des souffrances les plus vives. Des abcès s'étaient formés; l'articulation ouverte était le point de départ des accidents les plus inquiétants; la malade depuis longtemps amaigrie, dépérissait; il fallait intervenir. Je pratiquai la résection de la moitié supérieure de l'humérus, en suivant les règles fondamentales de la méthode sous-périostée. Je pénétrai dans la capsule par une incision longeant le bord antérieur du deltoïde, empiétant un peu sur ce muscle cependant. La capsule ouverte, je dégageai la tête en la dépouillant de toutes ses parties fibreuses, tendons et ligaments; puis, ayant vu que l'altération s'étendait à la diaphyse de l'os, je dénudai cette partie de son périoste et je la sciai à 12 centimètres de l'articulation.

La malade se rétablit fort bien, et, au bout de six mois, elle avait l'humérus du côté opéré aussi long, à 1 centimètre près, qu'avant l'opération. Elle avait en outre un bras mobile, pouvant se porter dans tous les sens, et qui lui permit bientôt de se livrer à un travail régulier, ce qu'elle n'avait jamais pu faire depuis huit ans. Elle exerce aujourd'hui le métier de blanchisseuse.

Cette observation est la plus complètement démonstrative parmi celles que je pourrais citer. A elle seule elle prouve le point de mes recherches qui avait été contesté jusque là : la régénération des os chez l'homme par les gaînes périostiques conservées.

C'est ici, du reste, une démonstration aussi nette qu'on peut le désirer. Il n'y a pas d'erreur possible sur la réalité de la reproduction. L'os de nouvelle formation soutient le moignon de l'épaule et lui conserve sa forme arrondie; il se sent distinctement au milieu des muscles et sous la peau; on peut le saisir entre les doigts. Non-seulement l'os s'est reproduit dans sa longueur, mais l'articulation scapulo-humérale s'est reconstituée. L'extrémité libre de la portion nouvelle s'articule avec la cavité glénoïde et forme là une articulation de type enarthrodial, c'est-à-dire susceptible de se mouvoir dans tous les sens. Tous les muscles de l'épaule ont repris leur action. Le deltoïde qui restait plus ou moins paralysé et atrophié dans la plupart des procédés anciens, est doué de contractions énergiques. Les muscles rotateurs s'insèrent sur l'extrémité osseuse nouvelle, par l'intermédiaire de la capsule ancienne avec laquelle ils ont conservé tous leurs rapports.

J'ai obtenu ainsi, après une résection portant sur la moitié de l'humérus, de meilleurs résultats que n'en donnait la méthode ancienne après l'ablation de la tête humérale seule.

Aussi, à partir de ce moment, ai-je été plus hardi, et surtout plus confiant dans la valeur de ma méthode. Je ne raisonnais plus d'après une induction plus ou moins rigoureuse, j'avais des faits positifs et nettement concluants : à une probabilité qu'on pouvait ne pas admettre, je substituais une réalité qu'il n'était pas possible de nier.

B. La résection du coude m'a donné des résultats tout aussi concluants (1). Si, après l'ablation de l'extrémité supérieure de l'humérus, nous avons vu le deltoïde et les muscles rotateurs et élévateurs du bras reprendre leur action, nous constaterons après l'excision du coude, des contractions aussi efficaces dans les masses musculaires qui entourent l'articulation.

Les opérations anciennes laissaient à cet égard beaucoup à désirer. La flexion de l'avant-bras sur le bras était active et souvent énergique ; mais l'extension ne s'opérait que par le relâchement des muscles fléchisseurs. L'avant-bras tombait ; il ne s'étendait pas. Aujourd'hui, cet inconvénient n'est plus à craindre ; je le préviens en détachant le tendon du triceps que tous les chirurgiens avaient coupé avant moi. On considérait ce tendon comme la clef de l'articulation, et l'on s'empressait de le couper dès les premiers coups de bistouri, pour mettre à nu les surfaces articulaires. Une fois coupé, ce tendon se rétractait, allait se souder à l'humérus et perdait ainsi toute action sur les os de l'avant-bras.

De là, cette imperfection dans les mouvements que Malgaigne croyait nécessairement liée à cette résection, et que M. Pétrequin avait constatée chez tous les opérés de Roux, comme il le déclarait lors de la discussion qui s'éleva l'an passé, devant la Société de médecine, à l'occasion d'une de mes présentations.

Quelle que soit la longueur d'humérus ou de cubitus que j'enlève, l'extension reste toujours active, le triceps conservant ses rapports avec le cubitus, soit directement par son tendon, soit indirectement par la gaîne périostique avec laquelle le tendon se continue.

(1) La résection sous-périostée de l'articulation du coude a été le sujet d'un remarquable travail dû à un de mes anciens internes, M. le docteur Marduel (*De la résection sous-capsulo-périostée de l'articulation du coude*, thèse inaugurale, Paris, 1867). — Un autre de mes internes, M. le docteur Bonnesœur, avait publié l'année précédente une excellente thèse sur la question des résections sous-périostées en général (*Quelques mots sur les résections sous-périostées*, Paris, 1866).

Mais ce qu'il y a de plus intéressant et peut-être de plus inattendu à la suite de ces résections, c'est la reconstitution de l'articulation sur son type primitif. On constate, en effet, qu'il s'est reproduit un véritable ginglyme, c'est-à-dire une articulation solide latéralement, mais jouissant de monvements de flexion et d'extension aussi complets qu'à l'état normal dans certains cas, très-étendus dans les cas les moins favorables.

Autrefois deux graves inconvénients étaient à redouter après cette résection : ou bien l'ankylose se produisait par la soudure des surfaces correspondantes des os sectionnés, ou bien l'avant-bras restait flottant, mobile dans tous les sens, comme un membre de polichinelle, jouissant seulement du mouvement de flexion sur le bras.

J'ai obtenu chez l'homme des résultats aussi complets que chez les animaux au point de vue de la régénération des parties enlevées. Chez presque tous mes opérés l'humérus se termine par des masses renflées, ressemblant aux condyles normaux, plus larges quelquefois, quoique toujours moins régulièrement dessinés.

Dans plusieurs cas la reproduction a été si complète que des chirurgiens auxquels je montrais le membre opéré, en les priant de me dire ce qui avait été retranché, mettaient l'humérus hors de cause, et cherchaient seulement dans les os de l'avant-bras les traces du déficit osseux.

Dans un cas surtout, sur une jeune fille de 13 ans 1/2, la plus jeune de mes opérés, l'extrémité humérale de nouvelle formation était si large et si régulière, que l'on tombait inévitablement dans le piège que je tendais, et qui m'a servi, du reste, à convertir à mes idées plus d'un adversaire.

J'ai pratiqué 19 fois la résection sous-périostée de la totalité de l'articulation du coude, et, dans la plupart des cas, pour des lésions osseuses très-avancées, comme pourront s'en convaincre ceux qui prendront la peine d'étudier les pièces de ma collection. Mes collègues, MM. Dron, Gayet et Laroyenne, ont pratiqué aussi plusieurs fois cette résection par la méthode sous-périostée, et en ont obtenu de très-remarquables succès.

Sur les 19 cas qui me sont personnels,quatre opérés sont morts des suites de l'opération : deux ont succombé à l'érysipèle,deux à la pyohémie, et encore, dans un de ces deux derniers cas, l'infection purulente avait-elle commencé avant l'opération. Je faisais une tentative presque désespérée pour enrayer la pyohémie en supprimant la source de l'intoxication. Je ne réussis pas ; et j'ai échoué dans un autre cas analogue pour l'articulation tibio-tarsienne. Aussi ne suis-je pas du tout porté à conseiller l'opération lorsque la pyohémie est déjà commencée.

Je crois alors la résection inutile, et je ne puis adopter l'opinion de quelques chirurgiens allemands, de Neudorfer entre autres, qui conseillent l'opération dans les cas traumatiques, non-seulement malgré la préexistence de plusieurs frissons, mais même après l'apparition de la teinte ictérique que nous considérons comme un prodrome des suppurations métastatiques du foie, et, par conséquent, comme un signe de mort prochaine.

Le dépouillement des observations que je viens de signaler me donne une proportion de 21 morts pour 100 opérés, c'est-à-dire 1 sur 5.

J'ignore quelle serait dans notre hôpital la proportion des morts après l'amputation du bras, pratiquée dans les mêmes conditions, c'est-à-dire, dans les cas de tumeurs blanches ou de lésions chroniques du coude. Les statistiques me manquent, et je ne puis en tirer de ma pratique, puisque je n'ai fait en huit ans qu'une seule amputation du bras dans des conditions comparables.

Mais nous pouvons nous servir des statistiques des hôpitaux de Paris ; c'est là que nous trouvons les éléments les plus comparables aux nôtres. Le milieu nosocomial est à peu près le même, et les indications de l'amputation y sont déterminées par les mêmes idées doctrinales.

Or, d'après les statistiques publiées à diverses époques par Malgaigne et M. Trélat, la mortalité qui suit l'amputation du bras pratiquée pour des lésions chroniques, a été de 39 pour 100 dans la première série, et de 33 pour 100 dans la seconde. C'est une mortalité presque deux fois plus forte que celle que m'ont donnée les résections du coude pratiquées dans nôtre Hôtel-Dieu.

Cet argument à lui seul montrerait la prééminence de la résection; mais je ne veux pas profiter de l'avantage que me donne ici la statistique. Il me suffira que le chiffre de la mortalité soit égal pour ces deux opérations. A mortalité égale, l'avantage de la résection est tellement évident, qu'on ne peut se dispenser d'y recourir toutes les fois qu'elle est praticable, ne dût-elle même fournir que des résultats très-imparfaits au point de vue de l'utilité du membre conservé. Mais l'avantage de cette résection sera bien plus incontestable encore, si l'on peut avoir la certitude de conserver non plus un membre flottant ou ankylosé, mais un membre jouissant de tous ses mouvements, et doué d'une force suffisante pour un travail régulier.

Or, ce résultat me paraît pouvoir être toujours obtenu dans les conditions que j'ai déterminées, si l'on veut suivre l'ensemble des règles opératoires que j'ai tracées, et se conformer au traitement consécutif destiné à reconstituer tous les éléments actifs et passifs de l'articulation.

Ce traitement consécutif est de la plus haute importance. On peut dire que rien n'est fait après l'opération si l'on abandonne le malade à lui-même. Il faut ne pas oublier que deux dangers nous menacent : l'ankylose ou la laxité trop grande de l'avant-bras. Nous devons naviguer entre ces deux écueils ; mais je crois qu'il sera toujours possible de les éviter par une sage combinaison des appareils de contention et des moyens de mobilisation.

Aujourd'hui, la reconstitution de l'articulation du coude sur son type physiologique dans les cas de résection totale après l'ablation de 6 à 8 centimètres de la longueur des os qui la constituent, me paraît tellement sous la dépendance de notre art que dans un milieu complètement salubre, et sur des sujets jeunes et sains, je n'hésiterai pas à la pratiquer pour les cas d'arthrite suppurée sur le point de guérir par l'ankylose.

L'ankylose à angle droit qui a été jusqu'à présent le résultat le plus souhaité dans les tumeurs blanches suppurées du coude, ne doit plus être dorénavant l'idéal du chirurgien. La résection me donne un membre plus utile qu'un coude ankylosé même dans la meilleure position; et, si nous ne devons qu'avec réserve modifier la règle générale, dans la pratique hospitalière, nous pouvons, dans un autre milieu et dans d'autres conditions, élargir le champ d'application de cette opération réparatrice. Il ne s'agirait pas ici, bien entendu, d'une pure opération de complaisance. Il faudrait qu'un grave intérêt fût en jeu pour légitimer une intervention; mais je crois qu'en présence d'un jeune homme qu'une ankylose du coude empêcherait de suivre sa carrière, nous pourrions entreprendre l'opération, en lui promettant au bout d'un an, sans lui faire courir de sérieux dangers, une articulation mobile et un membre susceptible d'exécuter d'une manière active et énergique les mouvements de flexion et d'extension, indépendamment des mouvements de pronation et de supination qui se rétabliront quand les os de l'avant-bras n'auront pas été préalablement soudés l'un à l'autre.

Je parle ici d'un jeune sujet et non d'un adulte. Cette différence est importante. L'expérience générale nous apprend combien les résections réussissent mieux dans la jeunesse; mais l'examen de mes chiffres va nous le prouver mieux encore. Sur mes 19 sujets, 6 étaient au-dessous de l'âge de vingt ans, 5 dans la période de vingt à trente ; 6 avaient de trente à quarante ans ; 2 avaient dépassé cet âge.

Si nous les divisons en deux catégories, en mettant d'une part ceux qui avaient moins de trente ans, et, de l'autre, ceux qui avaient atteint ou dépassé cet âge, nous trouvons : dans la première catégorie, **11** opérés, pas de morts ; dans la seconde, 8 opérés, 4 morts.

Ces chiffres se passent de tout commentaire ; ils nous montrent combien l'opération serait peu dangereuse au-dessous de l'âge de vingt ans, et pourquoi, dans certaines conditions, on pourrait pratiquer une opération pour une lésion qui ne menace pas la vie, mais qui cependant entrave l'existence.

Je ne vous ai parlé jusqu'ici que des résections du coude pour des lésions chroniques de l'articulation ; je dois leur comparer à présent les tentatives que j'ai faites pour les cas traumatiques.

Je n'ai pas eu l'occasion de pratiquer de résection totale du coude après les fractures comminutives et compliquées de plaies. Je n'ai fait que deux résections partielles, portant uniquement toutes les deux sur l'extrémité inférieure de l'humérus. Mes deux opérés sont morts : l'un de pyohémie, sous mes yeux, dans l'hôpital ; l'autre dans son pays où je l'avais fait transporter pour éviter les atteintes d'une épidémie d'érysipèle à forme gangréneuse que nous avions depuis quelque temps dans les salles.

Ces deux insuccès ne me font pas changer mes propositions relatives à la résection du coude, considérée d'une manière générale (1) : ils sont une nouvelle preuve de la gravité des opérations pour cause traumatique, amputation ou résection, pratiquées dans nos grands hôpitaux. Je reviendrai dans un instant sur cette importante question à propos des résections tibio-tarsiennes.

Je ferai seulement remarquer ici que ces deux insuccès se rap-

(1) Voyez pour cette question et celles que je soulève plus loin mon *Traité expérimental et clinique de la régénération des os*, T. I et II.

portent à des résections partielles et que, d'après certaines statistiques, je devrais trouver dans le retranchement d'une partie seulement des surfaces articulaires, la cause de la gravité de ces opérations. C'est là une des questions les plus controversées entre les chirurgiens auxquels l'habitude des résections donne une autorité en pareille matière.

J'ai fait à ce sujet, dans diverses publications, des distinctions qui me paraissent importantes. Je crois que les résections trop limitées, portant seulement sur une partie de la surface cartilagineuse d'un des os qui composent l'articulation, sont plus graves que les résections totales. Mais je crois aussi que les résections portant sur la totalité de la surface articulaire d'un os, sur la totalité de l'extrémité inférieure de l'humérus, par exemple, ne sont pas plus graves que celles qui portent sur les trois os à la fois.

Et si mes propres observations de résection traumatique du coude ne plaident pas en ma faveur, je trouve dans les résections de l'épaule, de la hanche et du cou-de-pied, qui ne sont généralement que partielles, des arguments auxquels n'ont pas songé, sans doute, ceux qui ont prétendu qu'il valait mieux toujours enlever la totalité des surfaces osseuses composant une articulation.

Je ne m'arrêterai pas longtemps sur la résection du poignet. Je n'ai jamais pratiqué de résection proprement dite de l'articulation radio-carpienne pour des suppurations chroniques. Je la redoute en principe, parce que les cas qui la réclament sont toujours accompagnés d'une altération plus ou moins avancée des os du carpe, et exposent par cela même le chirurgien à faire une opération incomplète et partant inefficace. J'ai traité par d'autres moyens la carie de cette articulation, par le drainage et la cautérisation intra-articulaire surtout, et je n'ai eu qu'à m'en applaudir. Je n'ai pratiqué qu'une seule résection traumatique sur une femme déjà âgée, et mon opérée a succombé à la pyohémie.

C. J'arrive à la dernière partie de mon sujet, aux résections articulaires du membre inférieur.

J'ai déjà indiqué les raisons pour lesquelles on avait toujours considéré ces résections comme plus graves et plus rarement indiquées que celles du membre supérieur. A ces raisons j'en ajouterai une nouvelle qui me paraît d'une importance très-grande dans la détermination des indications.

Au membre supérieur la résection *sous-périostée* nous donnera des résultats toujours meilleurs que l'ankylose.

Au membre inférieur, il n'en est pas de même; une ankylose, en bonne position, soit de la hanche, soit du genou, soit du cou-de-pied, sera généralement plus avantageuse que la mobilité qui suivra toute résection.

Cette infériorité des résections du membre inférieur tient encore à plusieurs causes.

Chez les enfants, les dangers du traumatisme sont bien moindres, sans doute, que chez les adultes; mais l'arrêt de développement, qui suivra la résection, nuira beaucoup au fonctionnement du membre. Comme conséquence d'une résection du genou pratiquée sur un enfant de huit ou dix ans, on pourra observer, quand la croissance du sujet sera terminée, des différences de longueur de 15 et 20 centimètres entre les deux membres.

Ces faits étaient à peine soupçonnés il y a quelques années; l'observation clinique n'avait pu encore les constater. Je m'adressai alors à l'expérimentation qui me permit de déterminer la loi d'accroissement des os des membres. Je démontrai que les os longs ne s'accroissent pas également par leurs deux extrémités; qu'il y a toujours une extrémité d'élection et que les os des membres supérieurs et inférieurs s'accroissent dans un rapport inverse.

L'humérus s'accroît surtout par en haut; le radius et le cubitus surtout par en bas; de cette manière les extrémités qui forment le coude contribuent pour une faible part à l'accroissement du membre. Aussi peut-on emporter cette articulation chez les enfants sans crainte de ralentir notablement l'accroissement du membre supérieur.

Pour le genou c'est l'inverse. Une résection qui portera à la fois sur les extrémités contiguës du fémur et du tibia, privera le membre de ses principaux moyens d'allongement, et produira consécutivement un arrêt d'accroissement considérable.

Ajoutez à cela que cet arrêt d'accroissement n'a pas la même importance pour le coude que pour le genou. Une diminution de 8 ou 10 centimètres n'empêche pas le membre supérieur de fonctionner activement. Un déficit proportionnel dans le squelette du membre inférieur amène des conséquences très-graves soit au point de vue de l'équilibre de la station, soit sous le rapport de la facilité de la marche.

Pour toutes ces raisons, je ne me suis décidé que rarement à pratiquer les résections de la hanche et du genou, et je n'ai pas encore obtenu de résultats complètement satisfaisants.

Je n'ai pas eu les succès que signalent les opérateurs anglais et allemands, parce que je n'ai pas opéré dans les mêmes conditions. Ils interviennent de bonne heure; j'ai toujours opéré très-tard. Comme l'ankylose rectiligne donne de meilleurs résultats au point de vue des fonctions du membre, je n'ai voulu recourir à la résection qu'après avoir épuisé toute la série des moyens de conservation. J'ai obtenu de l'expectation des résultats variables, tantôt bons, tantôt mauvais; je la crois encore, *dans notre milieu, et pour les adultes*, préférable à la résection, qui se fera toujours dans de mauvaises conditions tant qu'on n'y aura recours que tardivement et pour des cas à peu près désespérés. Il faudrait, pour réussir, se décider plus tôt, et agir sur des sujets plus jeunes, comme on le fait à Londres et à Berlin. Mais, pour le moment, en pesant les faits que j'ai pu observer et recueillir, en calculant les chances de mort que je ferais courir à mes malades par une opération portant sur l'une ou l'autre des extrémités du fémur, je me sens peu disposé à accorder une part plus large aux résections de la hanche et du genou. A l'une, je préfère l'amputation de la cuisse ; à l'autre, l'expectation méthodique.

Telles sont les conclusions auxquelles je suis arrivé en me guidant sur les données de ma pratique personnelle. Seront-elles définitives ? Je l'ignore encore. Des recherches que je poursuis en ce moment sur le sort ultérieur des malades que j'ai traités par les méthodes non sanglantes me fourniront probablement bientôt des arguments plus rigoureux.

D. La résection du cou-de-pied m'a rendu de plus grands services que celles de la hanche et du genou ; elle m'a donné, surtout dans les cas traumatiques, des succès auxquels j'attache d'autant plus de valeur qu'ils ont été obtenus dans des cas d'une gravité extrême.

Je crois cette résection très-rarement indiquée pour les tumeurs blanches suppurées ; l'altération de l'astragale obligera le plus souvent à une opération complexe. Il ne suffira pas de réséquer les os de la jambe, il faudra enlever l'os du tarse correspondant. C'est seulement pour les ostéites épiphysaires des os de la jambe, avec propagation de l'inflammation suppurative à l'article, que je crois cette résection nettement indiquée.

Je l'ai pratiquée trois fois depuis 1866, dans les cas de fracture comminutive des extrémités articulaires du tibia et du péroné. Dans un cas, il s'agissait du broiement de l'extrémité inférieure du tibia avec esquilles nombreuses, fissures se prolongeant sur le fragment supérieur, et décollement de la moelle à ce niveau. J'enlevai toutes les parties fracturées, et non seulement les petites esquilles complètement séparées, mais de grands fragments dont quelques-uns avaient six, huit et dix centim. de longueur. Ces grands fragments avaient conservé leurs adhérences au périoste et aux ligaments. Je les dépouillai successivement de leur revêtement fibreux, et je fis de cette manière une opération méthodique, une véritable résection et non pas une simple extraction d'esquilles. Les parties retranchées représentaient dans leur ensemble une colonne d'os de 12 centimètres, plus du tiers inférieur du tibia. Je ne touchai pas au péroné. Comme il s'agissait d'un homme de 49 ans, je ne pouvais pas espérer une reproduction de toutes les parties enlevées; mais malgré une régénération osseuse très-incomplète, j'ai conservé à mon malade un membre qui se fortifie de jour en jour, et qui lui permet de gagner sa vie en exerçant le pénible métier de tonnelier (1).

Dans un autre cas, j'ai enlevé de la même manière 7 centim. du tibia et du péroné. Mon opérée, qui est accoucheuse dans un département voisin, marche aujourd'hui avec une canne seulement, et commence à vaquer à ses occupations professionnelles.

Une troisième fois j'ai réséqué 16 centimètres du tibia pour une fracture qui avait divisé cet os en vingt-trois fragments gros ou petits. Cette résection fut très-bien supportée; il n'y eut qu'une très-faible réaction, et probablement le malade eût guéri comme les autres sans des complications cérébrales consécutives à une violente contusion du crâne reçue au moment de l'accident.

Les succès que je viens de signaler sont on ne peut plus encourageants au point de vue de la chirurgie conservatrice; ils prouvent qu'on peut conserver des membres, et des membres utiles, dans les cas où presque tous les chirurgiens amputent encore.

Je ne pouvais dans aucun des trois cas que j'ai cités espérer

(1) Je rappellerai à ce sujet le magnifique exemple de régénération osseuse de l'extrémité inférieure du tibia, qui a été mis sous les yeux des membres du Congrès médical de Lyon en 1864. Il s'agissait d'un jeune homme de 20 ans, à qui MM. Jambon et Aubert (de Mâcon) avaient enlevé 10 centim. du tibia, et qui avait tellement recouvré les fonctions de son membre, qu'il pouvait faire vingt kilomètres à pied, et danser plusieurs heures de suite.

une régénération osseuse complète à cause de l'âge des sujets. J'avais à craindre, surtout dans ma première opération, de ne conserver qu'un membre sans force, sans soutien, et par conséquent sans utilité pour un homme obligé de gagner sa vie par un travail pénible. En n'amputant pas, je violais toutes les règles de la chirurgie classique. Aussi avais-je préalablement proposé à mon malade le sacrifice de son membre. Il ne voulut pas y consentir, et je me décidai alors à remplacer l'amputation par une résection. En justifiant ma tentative, ce succès vint me démontrer une fois de plus la nécessité de réviser les règles relatives à l'amputation de la jambe dans les cas traumatiques.

La résection tibio-tarsienne me ramène à une question que j'ai à peine effleurée en parlant de l'articulation du coude : la comparaison des résections dans les lésions traumatiques et dans les affections chroniques des articulations.

La solution des problèmes que soulève cette question est de la plus haute importance, non seulement au point de vue de nos hôpitaux, mais surtout au point de vue de la chirurgie militaire.

Quand j'ai fait connaître mes premières recherches expérimentales sur la reconstitution des articulations, j'avais exprimé l'espoir que la chirurgie d'armée trouverait, dans le perfectionnement des résections, de nouvelles ressources pour diminuer le nombre des amputations.

En 1859, mes idées avaient encore trop peu attiré l'attention des chirurgiens pour qu'on ait pu les mettre à l'épreuve dans la campagne d'Italie. Depuis lors, nous n'avons pas eu de grande guerre, et je ne trouve, en France, aucun fait à invoquer en ma faveur.

Mais en Allemagne il n'en a pas été ainsi ; les résections sous-périostées s'y sont répandues dès 1863 sous l'influence de M. Langenbeck et de ses élèves. Et, en 1864, lors de la guerre du Sleswig, j'eus la satisfaction d'apprendre qu'un grand nombre de résections sous-périostées avaient été pratiquées avec le plus complet succès pour les articulations de l'épaule, du coude et du cou-de-pied.

Cette première expérience fut décisive ; il n'en fallut pas davantage pour faire adopter la nouvelle méthode par le plus grand nombre des chirurgiens militaires allemands, et pendant la guerre de Bohême, en 1866, on la mit en pratique sur une large échelle.

Et ici encore, malgré toutes les mauvaises conditions dans lesquelles se trouvaient les blessés, malgré les complications les plus graves, les résections sous-périostées n'ont fait que conquérir de nouveaux partisans.

On s'est trouvé là en présence de ces difficultés insurmontables qu'entraînent les grandes agglomérations d'hommes et qui éclatent dans tout leur jour au lendemain de ces affreuses boucheries, où des milliers de victimes peuvent à peine recevoir les soins les plus urgents. Les ambulances sont remplies; les secours manquent ; les chirurgiens ne peuvent suffire à leur tâche ; on court au plus pressé. On se trouve ainsi dans des conditions peu favorables pour faire une opération méthodique, qui sera toujours plus longue qu'une amputation, et dont les indications, parfois indécises, réclament tout le sangfroid et toute la liberté d'esprit du chirurgien.

Pour ce motif et pour d'autres encore, les résections secondaires me paraissent avoir un intérêt tout spécial au point de vue de la chirurgie d'armée. C'est en leur faveur que concluent, du reste, la plupart des chirurgiens allemands auxquels les deux dernières guerres ont fourni un vaste champ d'observation.

Dans une publication récente, M. Langenbeck a fait connaître les résultats de sa propre expérience, et il se déclare partisan de la résection pour toutes les grandes articulations. Il n'a même pas fait exception pour celles du genou et de la hanche, bien qu'après Sadowa la statistique ait été aussi funèbre pour cette dernière résection que pour les amputations qu'on peut mettre en balance avec elles.

C'est dans la résection tibio-tarsienne que M. Langenbeck a eu ses plus brillants succès. Il a obtenu, dit-il, des résultats magnifiques au point de vue de l'utilité du membre, grâce à la reproduction de l'os par le périoste conservé. Il a pratiqué 11 fois cette opération et sauvé 9 de ses malades. C'est là une série extrêmement heureuse. L'amputation de la jambe ne donne peut-être jamais, soit dans la chirurgie d'armée, soit dans les hôpitaux civils, une pareille proportion de succès.

M. Langenbeck recommande surtout les résections secondaires. J'accepte parfaitement les raisons qu'on a fait valoir pour reculer le moment de l'opération. J'ai apporté moi-même de nouveaux arguments en faveur de cette manière de faire ; mais je ne puis l'accepter comme règle générale. La résection secondaire doit être une opération de nécessité et non une opération d'élection. Il faut y avoir recours quand l'expectation a échoué, mais non pas parce qu'en principe elle serait supérieure à la résection immédiate.

Dans les cas analogues à ceux que j'ai exposés, j'opérerais au plus tôt et toujours avant le début des accidents inflammatoires. Il est des lésions tellement graves qu'il faut se décider immédiatement ou pour l'amputation ou pour la résection ; l'expectation ne prépare que des mécomptes ; tout délai expose le malade à de nouveaux dangers. Si vous différez l'opération, vous pouvez voir éclater d'un jour à l'autre de formidables accidents qui rendront toute intervention inutile. A la campagne, là où la pyohémie est plus rare et l'érysipèle moins fréquent, on peut ne point se presser ; dans un hôpital, il ne faut pas attendre.

www.ingramcontent.com/pod-product-compliance
Ingram Content Group UK Ltd.
Pitfield, Milton Keynes, MK11 3LW, UK
UKHW020526230726
13925UKWH00005B/2244